DES

VARICES VÉSICALES

EN RAPPORT

AVEC LES HÉMORRHOÏDES

CHEZ L'HOMME

PAR

Le Dr Hippolyte-Ferdinand BARADUC

———❦———

PARIS

A. PARENT, IMPRIMEUR DE LA FACULTÉ DE MÉDECINE

31, RUE MONSIEUR-LE-PRINCE, 31.

——

1877

DES VARICES VÉSICALES

EN RAPPORT AVEC LES HÉMORRHOÏDES

CHEZ L'HOMME

L'existence des varices de la vessie a été tour à tour admise et rejetée par les auteurs. La rareté des autopsies, bien plus que la rareté des faits cliniques, a été, je crois, la vraie cause de l'oubli dans lequel sont tombées les hémorrhoïdes vésicales.

M. le Dr Guyon, qui, en 1854, en présentait un cas à la Société anatomique, s'exprimait ainsi : « Le col vésical est entouré d'un cercle veineux à ramifications sous muqueuses divergentes et dilatées qui constituent à n'en pas douter ce qui a été décrit sous le nom de varices ou d'hémorrhoïdes vésicales par Chopart et à son dire par Cœlius Aurelianus, Bonet, Morgagni, Sauvages ; aucun de ces auteurs, que je sache, n'a rapporté d'autopsie.

Ainsi, d'une part, pénurie de faits confirmés par la nécropsie, tandis que si l'on recherche dans les auteurs cités on trouve assez fréquemment des exemples cliniques de veines vésicales dont quelques-uns seulement sont suivis de la confirmation cadavérique.

Ayant eu la bonne fortune d'observer un cas d'hémorrhoïdes vésicales démontrées par les pièces anatomiques, je viens joindre le fait que j'ai vu à celui de M. le Dr Guyon.

J'ai cherché dans les vingt-cinq dernières années des Bulletins de la Société anatomique, dans les auteurs classiques de pathologie externe, dans les ouvrages de M. le professeur Gosselin sur les hémorrhoïdes, dans des thèses récentes faites sur l'hématurie, et n'ai point trouvé d'autopsies sur ce sujet; quelques traités spéciaux en relatent çà et là un exemple qui sera mentionné. C'est pourquoi je me crois autorisé à publier mon observation *in extenso* et à en déduire quelques réflexions tirées du parallèle établi entre les faits cliniques des auteurs et la contemplation d'une pièce pathologique rare; content d'apporter un léger appoint à cette étude des varices vésicales que M. Marcé, dans son rapport sur la présentation de M. Guyon, regardait comme faite plutôt avec des assertions qu'avec des données positives.

P. X., âgé de 70 ans, retiré à l'hospice des Ménages, entre en février 1876 dans le service de M. le Dr Bernard où, comme interne provisiore, j'ai recueilli l'observation suivante.

Ce vieillard, hémorrhoïdaire depuis de longues années, avait un fils et une fille qui l'étaient également à un haut degré.

Il me raconte qu'à plusieurs reprises, après de longues courses, ses hémorrhoïdes sortaient, se gonflaient et qu'il était pris de rétention d'urine. Celle-ci, une fois entre autres, disparut après que ses hémorrhoïdes furent dégagées, grâce à un écoulement de sang.

Le malade n'avait pas de catarrhe vésical; l'urine ordinairement était claire.

Ce fut à la suite d'un excès de table que les varices hémorrhoïdales devinrent turgescentes et qu'il fut atteint durant la nuit suivante d'une rétention d'urine pour laquelle je fus appelé.

Je la constatai, ce qui me porta à pratiquer le cathé-térisme.

Mais vu la rapidité avec laquelle s'était produite la rétention chez un individu dont la miction et l'urine étaient habituellement normales, je pensai à une grosse prostate et à une hyperémie de la muqueuse du col comme cela arrive à la suite d'excès alcooliques.

Je voulus donc pratiquer le toucher rectal, mais mon doigt fut arrêté par un bourrelet hémorrhoïdal, violacé, très-tendu, turgescent. Malgré la résistance éprouvée, je parvins à la prostate qui était volumineuse mais ne présentait rien d'extraordinaire pour un vieillard.

Je pratiquai le cathétérisme qui se fit facilement. La sonde ne rencontra ni trace de rétrécissement, ni hypertrophie moyenne; en somme, pas d'obstacle dans l'urèthre, pas d'obstacle dans la prostate. Un litre et demi de liquide est retiré.

Le lendemain, nouveau cathétérisme, la rétention persistant; mais issue d'un litre d'urine sanguinolente.

J'attribuai la présence du sang aux manœuvres, si légères qu'elles fussent, faites dans l'intention de rechercher s'il n'existait pas un calcul, un polype qui pût m'éclairer sur la cause de la rétention.

C'est alors que je me rappelai le rapport signalé par le malade entre la turgescence hémorrhoïdale d'une part et la rétention de l'autre et voulus en tirer profit.

Pendant mon absence le malade se sonde lui-même; avec l'urine le sang coule abondamment; il est pris de frissons, la face devient terreuse, amaigrie, la langue se sèche et le malade meurt le cinquième jour de ré-sorption urineuse.

Autopsie faite avec mon ami Boncourt, interne des hôpitaux. — Absence complète de rétrécissement; la prostate volumineuse ne présente ni lobe moyen ni val-vules. Elle est entourée *d'un plexus veineux abondant, gorgé de sang noir qui se confond intimement avec le plexus hémorrhoïdal.*

La vessie est bilobée, ses parois sont épaissies sur-tout dans sa tunique musculeuse; l'orifice qui fait com-muniquer le diverticulum laisse passer le petit doigt. Cette cavité n'est pas une hernie muqueuse, elle ne reçoit pas d'uretère.

A l'ouverture, ce qui frappe, c'est une grande quan-tité de veines variqueuses qui donne à la vessie un as-pect hérissé de petits mamelons bleuâtres tirant sur le violet.

Cet état siége au col et s'étend au bas-fond, remonte sur les parties latérales; il existe presque jusqu'au som-met. Les varices sont donc *répandues sur une grande surface* et non pas exclusives au col. Tel est l'aspect qu'offre la vessie ouverte, après rejet de l'urine sangui-nolente baignant des caillots.

En examinant de plus près, on voit que chaque mamelon est constitué par une veine sous-muqueuse énormément dilatée, quelle forme un coude arrondi faisant saillie dans la cavité vésicale de 1 à 2 millimètres.

Chaque saillie a cette coloration bleu violet qui est due à la présence du sang situé dans la veine variqueuse.

La muqueuse qui recouvre le vaisseau est lisse, brillante. Elle est assez fine pour permettre à la couleur du sang de passer au dehors.

Du reste, pas de catarrhe, pas d'épaississements fongueux; *partout des varices.* En les pressant entre les doigts, on écrase les caillots sanguins que l'on retire après avoir déchiré les parties veineuses.

Plusieurs de ces vaisseaux, en arrière du col, présentent des éraillures; quelques-uns sont perforés. Là est la cause de l'hémorrhagie, là est la porte par laquelle a eu lieu la résorption des principes délétères de l'urine. La vessie présente des colonnes musculaires dont la direction verticale tranche sur les saillies variqueuses.

J'avais donc bien sous les yeux un exemple de ces prétendues légendaires varices vésicales; l'observation de M. Guyon, celles que je rapporterai dans le courant de ce petit mémoire, la mienne enfin ne laissent pas de doute.

La question de l'existence mise de côté, il reste à examiner quelle utilité on peut retirer de la comparaison des faits cliniques observés par les auteurs, rapportée aux autopsies que j'ai pu réunir.

J'étudierai les varices vésicales tant au point de vue étiologique qu'au point de vue du diagnostic et du traitement.

I

Les varices de la vessie sont-elles indépendantes des hémorrhoïdes? Telle est la question étiologique la plus importante pour la thérapeutique.

Les auteurs qui ont décrit sous ce nom des affections spéciales de la vessie caractérisées par de l'hématuríe, de la rétention d'urine, semblent les rattacher, en majeure partie, aux hémorrhoïdes.

Bien que M. le Dr Guyon ne mentionne pas si son malade en était ou non porteur, plusieurs chirurgiens établissent une relation intime entre les varices vésicales et les hémorrhoïdales.

Arétée accordait aux premières la faculté de suppléer par un pissement de sang périodique à la suppression d'un flux hémorrhoïdal.

Chopart en fait une étude particulière et rapporte dans son Traité des voies urinaires, 1830, avoir assisté à l'autopsie d'un calculeux chez lequel les veines du col étaient assez dilatées et serpigineuses pour lui faire penser que l'opération de la taille n'aurait pas été pratiquée sans danger.

Il fait également un rapprochement entre elles et les varices anales; les considère comme *compliquant* les hémorrhoïdes chez les vieillards.

Morgagni, dans son traité *De Sedibus*, ep. 63,

art. 13, rapporte une observation où les parois de la vessie étaient très-épaissies, les vaisseaux très-distendus de la face interne au col vésical.

Ségalas (*Traité de la rétention d'urine*, 1828, p. 425) renonce aux bougies, et pour parer à la rétention dont est affecté un hémorrhoïdaire, il dirige son traitement sur les hémorrhoïdes : les bains, le régime font ce que le cathétérisme n'avait pas pu obtenir, bien que le canal fût libre, les varices vésicales étaient bien ici sous la dépendance des varices rectales.

M. Demarquay (*Union médicale*, 1860) rapporte l'observation d'un malade chez lequel le gonflement hémorrhoïdal détermina une rétention d'urine qui disparut par un flux anal.

M. le Dr Richet n'hésite pas, dans ses Cliniques, 72, à attribuer aux dilatations veineuses qui rétrécissent le col vésical la dysurie, les douleurs de la miction que M. le professeur Gosselin considère comme simplement sympathiques.

Une des meilleures preuves, enfin, que les accidents vésicaux sont sous la dépendance des hémorrhoïdes, est fournie par le traitement qui, dirigé en vue des dernières, fait cesser les effets des premières.

Il est bon, toutefois, de rechercher s'il n'existe pas quelque disposition anatomique qui puisse faire concevoir comme causes d'accidents vésicaux autre chose que des phénomènes sympathiques.

Quels sont, en effet, les rapports des plexus vésical et rectal entre eux ?

M. Gilette a étudié les veines du plancher pelvien ; il dit que la vessie comme le rectum possède un plexus

veineux propre : le *plexus de Santorini*, le *plexus hé-*
morrhoïdal.

Le premier est l'aboutissant des réseaux *sous-muqueux*,
intra-musculaire, *sous-péritonéal*, lequel possède des
réseaux secondaires *antérieur*, *postérieur*, *latéraux*.

Ce plexus de Santorini ou prostato-vésical a deux
systèmes de déversement, un *direct* dans la veine hypo-
gastrique ; l'autre *indirect* par les anastomoses avec le
plexus hémorrhoïdal, sur lesquelles tous les anatomistes,
MM. Cruveilhier, Sappey, etc., insistaient à juste titre ·
M. Duret vient de publier, sur cette question, un mémoire des plus confirmatifs.

Ne peut-on donc pas en conclure que si le premier
système est suffisant pour le retour du sang veineux,
eût-on des hémorrhoïdes, on n'aura pas de varices du
col, ce qui est le cas le plus fréquent. Tandis que si,
dans le cas contraire, les anastomoses sont telles et telle-
ment dilatables, dit M. le Dr Gilette, que la circulation
d'un organe peut réagir sur celle de la vessie, et réci-
proquement ; que si ces voies anastomotiques sont les
principaux moyens de déversement, il en résultera une
dépendance des phénomènes vésicaux aux phénomènes
hémorrhoïdaires.

C'est ce qui existait dans l'espèce ; là, en effet, plexus
vésical et rectal étaient confondus, et l'engagement des
varices anales semblait déterminer l'engorgement des
varices vésicales.

Est-ce à dire que les varices vésicales ne puissent pas
se développer *indépendamment* ou *concomitament*, ce
qui est possible ; mais alors, leur circulation semble être
encore sous la dépendance de celle des varices anales.

II

Cette considération vient en outre en aide au diagnostic du col.

Quoi de plus frappant que cette succession de faits?

Un individu n'a pas d'obstacle à la miction, *il pisse bien et bon*; ses hémorrhoïdes gonflent, il a de la rétention : viennent-elles à saigner, l'urine reprend son cours.

J'ai observé à l'hôpital Saint-Antoine, dans le service de M. le Dr Mesnet, juin 1876, un cas analogue dont l'histoire pathologique est, il est vrai, tronquée.

Un homme, âgé de 50 ans, se portant bien, n'ayant eu jamais d'affections urinaires, entre avec une rétention considérable; le cathétérisme pratiqué en ma présence fait évacuer un litre et demi d'urine sanguinolente.

Le malade n'a pas de cachexie, pas de tumeur rénale appréciable : un jour ou deux avant sa rétention, ses hémorrhoïdes s'étaient gonflées, elles sont encore violacées, luisantes, difficiles à rentrer. Le malade passe en chirurgie.

On voit donc, d'après les observations des anciens auteurs et celles que je rapporte, de quel secours sera la connaissance spéciale de l'existence d'hémorrhoïdes.

C'est sur cette donnée que j'insiste pour séparer les varices du col des autres affections de la prostaté ou de la vessie donnant lieu à de la rétention et de l'hématurie :

cette dernière est *généralement abondante*. Je ne pense pas établir ici de parallèle avec le cancer rénal, le fongus et le cancer vésical, quoique M. Guyon y ait un instant pensé pour son malade, ni avec les polypes, les calculs de la vessie ; je désire seulement mettre en relief le rapport qui unit les accidents vésicaux aux accidents hémorrhoïdaux, quelle qu'en soit, du reste, l'interprétation, les varices vésicales étant subordonnées aux varices anales ou simplement concomitantes.

L'état variqueux des jambes doit être également d'un grand secours ; j'ai oublié de le mentionner dans mon observation.

III

Quant au traitement, il est indiqué tout entier dans les auteurs anciens.

Arétée voulait qu'on rappelât la fluxion vers les hémorrhoïdes par une émission répétée de sang ou l'application réitérée de ventouses.

Quarin (*Animadvert. prat. in diversis morbis*, p. 208) rapporte qu'un moine accoutumé à un flux salutaire, après des libations trop copieuses, fut pris d'un pissement de sang rebelle. Pour le rappeler vers les hémorrhoïdes, il le fit asseoir sur un bassin d'eau chaude et envelopper la verge de compresses d'eau froide ; il ponctionna les hémorrhoïdes gonflées, et il fut guéri.

M. Grelletz (thèse 1868), considère comme une hématurie supplémentaire, celle que provoque le cathétérisme chez un cordonnier de 68 ans, atteint d'une rétention survenue à la suite du gonflement et de l'irréductibilité d'hémorrhoïdes sorties après une longue course; il ne fait rien pour dégager les varices anales de son malade, qui pourtant le prévient que *son sang s'est porté sur sa vessie*.

Que faut-il donc déduire au point de vue thérapeutique, sinon que l'engorgement anal accompagne à titre de cause ou d'effet concomitant l'engorgement vésical; s'attaquer au premier, c'est s'adresser au second; c'est arrêter l'hématurie si les varices vésicales se sont ouvertes dans la vessie; c'est faire disparaître la rétention due à la tuméfaction des varices, ainsi que les douleurs vésicales, périnéales qui reconnaissent la même cause.

Quels sont les meilleurs moyens? Bains, fumigations, sangsues, scarifications, etc.

Que doit-on attendre du cathétérisme? Rien, ou beaucoup. *Rien*, car au cas même où il ne produit pas d'accidents, il n'amène aucun résultat pour la rétention et il favorise singulièrement l'hématurie. *Beaucoup*, car cette même rupture des hémorrhoïdes vésicales par la sonde est une voie d'entrée par l'absorption des principes délétères d'une urine alcaline. Et c'est peut-être à ce fait que j'ai dû l'occasion d'étudier les varices de la vessie.

CONCLUSIONS.

1º Les varices sous-muqueuses de la vessie existent réellement; les autopsies que j'ai rapportées le prouvent.

2° Chez un hémorrhoïdaire, les phénomènes, douleur vésicále, hématurie, sont dues aux varices vésicales.

3° Quel que soit leur mode de formation, formées, elles éprouvent des modifications en rapport avec celles des hémorrhoïdes.

4° Le traitement consiste à agir sur les varices de la vessie par l'intermédiaire des vessies anales.

———

Voici le dessin de la pièce anatomique provenant de l'observation, que j'ai rapportée ; on y voit nettement les varices visicales faire saillies.

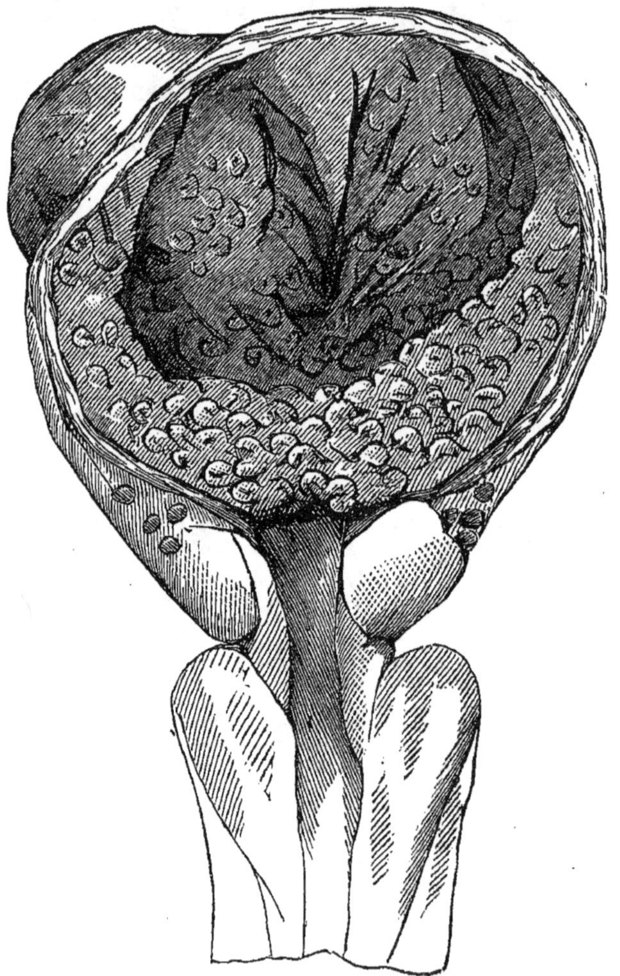

Planche de l'observation rapportée.

9 782014 060478